CONTRIBUTION A L'ÉTUDE

DE LA PLEURÉSIE

PENDANT LA GROSSESSE

PAR

BARATGIN,

Docteur en médecine de la Faculté de Paris.

PARIS

REY, LIBRAIRE-ÉDITEUR

14, RUE MONSIEUR-LE-PRINCE, 14

1880

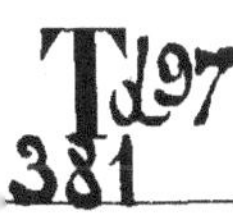

CONTRIBUTION A L'ÉTUDE

DE LA PLEURÉSIE

PENDANT LA GROSSESSE

PAR

BARATGIN,

Docteur en médecine de la Faculté de Paris.

PARIS

REY, LIBRAIRE-ÉDITEUR

14, RUE MONSIEUR-LE-PRINCE, 14

1880

A LA MÉMOIRE DE MON PÈRE ET DE MA MÈRE

Souvenirs et regrets.

A MON FRÈRE

A MES SŒURS

A MES AMIS

A MON PRÉSIDENT DE THÈSE

M. LE PROFESSEUR DEPAUL

A M. LE PROFESSEUR LASÈGUE

A M. LE PROFESSEUR AGRÉGÉ DUGUET

A MES MAITRES

CONTRIBUTION A L'ÉTUDE

DE

LA PLEURÉSIE

PENDANT

LA GROSSESSE

INTRODUCTION.

Des travaux nombreux et récents nous montrent à quel point la clinique s'est préoccupée et se préoccupe encore de la femme gravide et de la femme après l'accouchement.

Les auteurs ont étudié avec grand soin ce double complexus physiologique, et les complications pathologiques qui peuvent en dériver. Des mémoires ont été publiés, des rapports déposés ; les discussions se sont succédé et la lumière n'est pas encore faite sur cette grave et intéressante question. Sur un point tout le monde est à peu près d'accord, à savoir : que la puerpéralité, dans ses deux phases, ne crée à la femme aucune immunité. Mais quelles sont les modifications qui seront apportées par ces deux manières d'être consécutives du même individu sur la marche, le pronostic et le traitement des diverses affections qui pourront les précéder, les accompagner ou les suivre ; quelle est l'influence qu'elles subiront à leur tour, voilà autant de questions qui divisent encore les médecins et les chirurgiens.

Tous les divers systèmes de l'économie ont été étudiés avec soin. Inflammation, traumatisme, tumeurs ; innervation, digestion et sécrétions, circulation, respiration, voilà autant de sujets d'observations qui ont été l'origine de nombreux travaux auxquels se rattachent les plus grands noms de la science en France et à l'étranger.

Les affections pulmonaires occupent une grande place dans cette étude, et parmi ces affections la pneumonie tient le premier rang. Mais c'est à peine si la pleurésie est signalée, et peu d'auteurs ont écrit sur les modifications qu'elle peut subir et sur l'influence qu'elle peut avoir sur l'évolution et la terminaison de la grossesse.

Il nous a paru intéressant d'étudier cette question. Loin de nous la prétention de traiter à fond le sujet. Recueillir les observations éparses dans les annales, les réunir à celles que nous avons pu nous procurer nous-même, les présenter dans une seule publication ; retirer de ces observations quelques considérations utiles à ceux qui voudront plus tard étudier et pratiquer, voilà le but que nous nous sommes proposé.

Nous remercions M. le professeur agrégé Duguet qui nous a donné l'idée de ce sujet et qui nous a aidé de ses conseils.

DIVISION DU SUJET.

Nous nous proposons de diviser notre sujet en trois chapitres.

Le premier portera pour titre : de quelques considérations générales.

Dans ce chapitre, nous nous proposons d'exposer en quelques mots le résumé de nos recherches et de traiter succinctement la question d'Étiologie.

Le second chapitre sera divisé en deux parties.

La première traitera de l'influence de la pleurésie sur la grossesse et la seconde sera consacrée à l'influence de la grossesse sur la pleurésie.

Enfin le dernier chapitre comprendra le traitement, et dans ce traitement nous donnerons quelques développements à la question de la thoracentèse.

CHAPITRE Ier.

DE QUELQUES CONSIDÉRATIONS PRÉLIMINAIRES.

Si l'on en juge d'après le petit nombre d'observations que nous avons pu trouver dans nos recherches et de celles que nous avons pu nous procurer dans les hôpitaux, la pleurésie serait très rare dans la grossesse. Fischl (1) en

(1) Fischl. Die Complication des Puerperiums mit acuter Pleuiters. Prager Vierteljahresschrift., Bd. IV, pp. 1-18, 1875.

1875 et Léopold en 1877 (1) ont publié des mémoires accompagnés d'observations. Nous avons été obligé de les faire traduire et nous les reproduisons textuellement après traduction. La *Gazette des hôpitaux* nous a fourni deux observations intéressantes prises au service de M. Duguet à l'hôpital temporaire et résumées par M. Révillon (2). Elles présentent un intérêt particulier comme marche et surtout comme traitement. Elles serviront de base pour le traitement institué dans la seconde partie de notre dernier chapitre. C'est aussi dans la *Gazette des hôpitaux* que nous avons puisé une observation de Monneret (3). Dans l'*Union médicale* nous avons trouvé deux autres observations, publiées par le Dr O. Garnier (4) et portant comme titre : Pleurésie aigüe guérie spontanément par l'accouchement. Nous n'avons pas osé les insérer dans notre travail, le diagnostic ne nous paraissant pas absolument certain. Ce diagnostic ne s'appuyait que sur deux symptômes : dyspnée et douleur, qui ont disparu immédiatement après l'accouchement. Nous avons parcouru nos auteurs classiques et nous avons recherché dans les publications ce qui touchait à la puerpéralité.

Nous avons pu nous convaincre du soin qu'on avait apporté à l'étude des affections du rein, du cœur, du poumon, des fièvres éruptives dans la grossesse; mais c'est à peine s'il est fait mention de la pleurésie gravidique. Nous avons parcouru les hôpitaux, consulté nos maîtres; nous prenons occasion pour les remercier de la complaisance qu'ils ont mise à nous donner leurs opinions. Nous remercions par-

(1) Leopold. Arch. für Gynecologie.
(2) Revillon. Gazette des hôpitaux, 1878, p. 641.
(3) Gazette des hôpitaux, 1842, p. 603.
(4) Union médicale, 1860, vol. V, série 2, p. 63.

ticulièrement M. le professeur Depaul qui nous a aidé de ses renseignements et encouragé dans nos conclusions.

Nous avions espéré pouvoir ajouter à notre thèse trois observations inédites appartenant à M. Budin, le chef de clinique distingué de M. Depaul ; mais il n'a pu nous donner que des renseignements, nous affirmant que ses observations personnelles le conduisaient aux mêmes conclusions.

A quoi devions nous attribuer cette pénurie de documents et d'observations? Vu le travail assidu, complet, rigoureux qui se fait aujourd'hui dans tous nos hôpitaux au point de vue de la collection des observations, pouvions-nous songer à une sorte d'indifférence qui se serait attachée à la pleurésie gravidique, vu sa bénignité habituelle et le peu d'influence qu'elle paraît exercer sur la marche et la durée de la gestation? Non. Devions-nous songer plutôt à sa rareté? Mais alors pourquoi cette rareté? La devons-nous à une hygiène bien comprise et bien observée par la femme enceinte, qui deviendrait alors plus prudente et s'exposerait moins aux influences étiologiques de la pleurésie? Mais cette hygiène est-elle possible dans la population qui fournit les malades des hôpitaux? Et d'ailleurs ne possède-t-on pas un grand nombre d'observations de pneumonie dans la grossesse, et dans le plus grand nombre des cas la pleurésie aiguë et la pneumonie n'ont-elles pas la même cause, à savoir l'impression du froid.

D'après certains auteurs une cause prédisposante viendrait s'ajouter à cette impression. L'état du sang, beaucoup plus riche en fibrine qu'à l'état normal, occasionne une prédisposition aux maladies inflammatoires. M. C. Devilliers (1) croit que l'excès de fibrine que contient le sang de la

(1) C. Devilliers. Nouv. Dict. de méd. et de chirurgie pratiques, t. IV, art. Avortement. Paris, 1866.

femme enceinte, et qui rapproche ce liquide de l'état phlegmasique, produit une prédisposition telle que des causes occasionnelles peuvent développer alors une maladie.

Stoltz (1) ne partage pas cette opinion : « On peut hardiment répondre, dit-il, que les modifications de l'économie pendant la grossesse ne prédisposent pas aux maladies ordinaires. On n'a pas vu, en temps d'épidémie même, que les femmes enceintes fussent plus prédisposées à contracter une maladie régnante que d'autres personnes. Mais la grossesse n'est pas non plus un préservatif. La femme grosse peut contracter des maladies aiguës comme une autre personne. Dans quelle proportion ? Ceci est encore à établir.

Faut-il admettre comme raison de la rareté relative de la pleurésie la différence de circulation des parenchymes (poumon, foie, rein) et des séreuses ? M. le professeur Peter admet une sorte de prédisposition de ces divers organes aux congestions par suite de l'augmentation de la masse du sang et surtout de la fibrine. Mais les séreuses ayant une circulation beaucoup moins active, une organisation moins puissante, une vitalité plus faible, seraient moins influencées par cet état du sang, influence qui se fait sentir surtout dans les derniers mois de la grossesse (2).

Quoi qu'il en soit de toutes ces considérations il est incontestable non seulement que la pleurésie gravidique est de beaucoup plus rare que la pneumonie, mais encore qu'on ne la rencontre qu'exceptionnellement. Quant à l'influence qu'elle exerce sur la grossesse, il résulte de nos observations

(1) Stoltz. Nouv. Dict. de méd. et de chir. pratiques art. Grossesse t. XVII. Paris, 1873.

(2) Peter. Clinique médicale, t. II.

qu'il n'y a pas non plus de comparaison à établir entre elle et cette autre affection pulmonaire si souvent fatale aux femmes enceintes.

CHAPITRE II.

PREMIÈRE PARTIE.

De l'influence de la pleurésie sur la grossesse.

Il suffit d'analyser nos observations pour se convaincre que dans le plus grand nombre des cas la pleurésie ne modifie en rien la marche de la grossesse. Sauf deux exceptions (observations VIII et IX de Léopold) elle a suivi son évolution normale. Dans les deux cas de M. le professeur agrégé Duguet on est intervenu chirurgicalement et la gestation n'a été en aucune façon troublée.

Les deux dernières observations de Léopold (VIII et IX) présentent quelques considérations particulières à mentionner. Dans l'observation VIII, la femme était rachitique et de plus elle présentait avant sa pleurésie des symptômes de bronchite chronique qui ont persisté après l'accouchement. Le 10 novembre elle prend une pleurésie gauche qui vient compliquer celle qui existait déjà du côté droit. Des phénomènes de dyspnée intense se produisent et l'asphyxie est à craindre. Si l'on ajoute à la gravité de tous ces symptômes d'origine multiple l'état cachetique, faible et anémié de la malade, on comprendra sans peine qu'on ait craint à un moment donné une terminaison fatale pour la femme et pour l'enfant.

Cependant, dit Léopold, les mouvements de l'enfant n'ont subi aucune modification sensible, seulement la malade indiquait très nettement que pendant le jour qui suivait l'ingestion de la morphine les mouvements se ralentissaient et s'arrêtaient même complètement. Quant à la femme elle a heureusement traversé cette crise; les symptômes se sont amendés, et le 20 novembre tout danger a disparu. Ce n'est que trois mois après l'apparition de tous ces phénomènes graves et deux mois après leur amendement notable que se manifestent les douleurs de l'enfantement; accouchement prématuré de trois semaines provoqué, dit Léopold, par une toux opiniâtre. On fut obligé d'abréger le travail en ayant recours à l'extraction. L'enfant extrait dans un état d'asphyxie profonde fut bientôt rappelé à la vie. Il vit encore.

Cette observation présente trois points importants à étudier. Une toux opiniâtre, la dyspnée et la cachexie. Nous réviendrons sur chacun d'eux.

Dans l'observation IX (Léopold) c'est d'une pleurésie gauche qu'il s'agit. Ici pas de toux; mais un épanchement considérable et une dyspnée intense, une respiration courte et haletante superficielle. Le cœur bat régulièrement. La femme est à son dernier mois de grossesse et le travail commence au millieu de tous ces phénomènes de cachexie et d'orthopnée. La femme est faible et jour et nuit elle se tient sur son séant.

Les contractures sont provoquées par l'introduction de bougies et l'accouchement a lieu au milieu de grandes souffrances. La délivrance apporte à la malade un grand soulagement, les phénomènes s'amendent, mais l'exsudat persiste et ce n'est que très tard, au mois de septembre suivant, que la plèvre se trouve complètement débarrassée.

Le phénomène dominant dans cette observation c'est la dyspnée. Cette dyspnée nous la retrouvons chez toutes nos malades à un degré plus ou moins intense. Dans l'observation II on se préparait à faire la thoracentèse quand les phénomènes inquiétants ont disparu. Dans l'observation III (Fischl) il se produit des phénomènes d'apoplexie, les lèvres étaient cyanosées, la respiration difficile extrêmement fréquente. La malade ne trouve de repos dans aucune position. Le 30 janvier surviennent plusieurs accès d'asthme dont quelques-uns présentèrent une telle intensité que je regardai la malade comme perdue. Un nouveau point de côté à droite vient compliquer cet état déjà si inquiétant, la toux devient impossible à cause de la douleur; la cyanose augmente. Cependant tous ces phénomènes se calment et l'accouchement normal a lieu un mois après. Nous nous sommes demandé en lisant cette observation, si ces accès d'asthme n'étaient pas dus à une congestion pulmonaire qui serait venue compliquer un état emphysémateux préexistant et si ce nouveau point de côté ne pouvait pas être attribué à une pneumonie qui se serait ajoutée à l'affection déjà constatée. L'auteur ne soulève aucune de ces deux questions. Nous n'avons pas la prétention de compléter son diagnostic et nous lui en laissons toute la responsabilité.

Ce qu'il importe de considérer dans les observations II et III c'est que malgré la dyspnée l'enfant est venu à terme et l'accouchement a été normal.

Toux et dyspnée voilà les deux symptômes qui paraissent avoir influé sur nos deux accouchements prématurés, nous allons étudier ces deux phénomènes.

1° *de la toux considérée au point de vue de la grossesse.* — La toux a existé dans toutes nos observations, une seule exceptée (obs. IX). Ce symptôme fait rarement défaut dans la pleurésie en général, c'est un phénomène du début, elle disparait souvent dès les premiers jours. Si elle a persisté dans l'observation VIII c'est qu'elle était due à la bronchite chronique préexistante et qui a survécu. Quelle influence a-t-elle pu avoir dans la production de l'accouchement prématuré constaté dans cette observation?

Mauriceau pense que la toux par son agitation fréquente poussant le diaphragme subitement et avec effort en bas donne de violentes secousses à la matrice (1), et plus loin il dit: « La toux est un des plus dangereux accidents qui contribuent à l'avortement (2). »

Voici ce que dit Churchill dans son travail sur les femmes enceintes (3) : « La toux qui survient à la dernière période (de la grossesse) est surtout due à une cause mécanique, la même qui cause la dyspnée. L'utérus énormément développé presse tout à la fois sur le diaphragme et sur l'aorte, et produit ainsi un arrêt de circulation dans la partie supérieure du corps, de l'irritation dans les poumons, et un sentiment de malaise général. La gène à cette période est plus grande qu'à toute autre, et les conséquences peuvent être plus sérieuses. Les secousses répétées de la toux peuvent amener un relâchement et plus tard une rupture du vaisseau placentaire. De là un accouchement prématuré et la mort de l'enfant.

« Il y a une autre espèce de toux qui n'est pas spéciale à

(1) Mauriceau. T. I, ch. 24.
(2) Mauriceau. T. I, chap. 16.
(3) Fletwood. Churchill, trad. de Wieland et Dubrisay, 1866.

l'etat de grossesse et qui arrive fréquemment à cette époque comme conséquence soit d'un catarrhe, soit d'une affection pulmonaire et qui est accompagnée de douleurs dans la poitrine, d'accélération du pouls et de fièvre. Les conséquences de cette toux peuvent être graves. »

Cazeaux dit aussi que la toux peut provoquer l'avortement (1).

Grisolle nie cette influence : il a observé 12 cas de bronchite intense chez des femmes grosses (2). Quatre de celles-ci avaient une toux continuelle que rien ne pouvait calmer, qui a persisté presque sans interruption pendant plus d'un mois sans troubler pourtant le cours de la grossesse. Il ajoute qu'il a vu un grand nombre de femmes phthisiques arriver au terme de la gestation malgré une toux opiniâtre.

Dans l'observation VIII, objet principal de cette étude sur la toux, l'enfant n'est pas arrivé tout à fait à terme, l'accouchement a été prématuré de quelques jours et tout en faisant une grande part à l'état d'anémie, de cachexie et de fatigue de la malade de Léopold, nous sommes porté à croire que la toux opiniâtre et intense dont souffrait cette malade n'a pas été tout à fait étrangère à l'accouchement prématuré. La fièvre ne peut pas être invoquée comme cause, elle avait complètement disparu depuis plusieurs jours. Mais la toux est un peu en dehors de notre sujet, ce symptôme ne revêtant pas généralement les caractères d'intensité et d'opiniâtreté qu'elle présente par exemple dans la pneumonie et la tuberculose et n'ayant pas par elle-même d'action sur la grossesse.

(1) Cazeaux. Traité des accouchements, 8e édition. Paris, 1870.
(2) Grisolle. Traité complet de la pneumonie, 2e éd. Paris, 1864.

2° *De la dyspnée considérée comme influence sur la marche de la grossesse.* — Comme dans la pleurésie ordinaire, la dyspnée de la pleurésie gravidique reconnaît comme causes la douleur, la fièvre, qui augmente la combustion et surcharge le sang d'acide carbonique; la compression pulmonaire, qui diminue mécaniquement le champ de l'hématose; la fluxion compensatrice et l'œdème du poumon du côté sain, qui agissent de la même manière (1).

Mais dans la pleurésie gravidique surtout dans les derniers mois de la grossesse, et c'est le cas chez notre malade de l'observation IX, à la dyspnée de la pleurésie s'ajoute une autre dyspnée, celle de la femme enceinte.

Cette dyspnée, dit M. Raymond, peut avoir un caractère purement nerveux. On observe quelquefois de véritables accès d'asthme. Pendant les derniers mois de la grossesse existe fréquemment une dyspnée presque continue, qui, dans ce cas est d'ordre purement mécanique. Elle est due également à la compression du poumon (2).

Nous sommes autorisé à nous demander si cette orthopnée qui a été considérable chez la malade qui fait le sujet de l'observation IX (Léopold) n'a pas contribué dans une certaine partie à l'accouchement prématuré qui s'est produit. Cette orthopnée nous la notons aussi dans l'observation II et dans l'observation III. Dans ces deux cas après une certaine menace d'asphyxie, la grossesse a continué son évolution normale et l'enfant est venu à terme. De plus, dans l'observation II nous avions, comme dans le

(1) Jaccoud. Path. int., 3e édit.

(2) Raymond. De la puerpéralité. Thèse présentée au concours pour l'agrégation, 1880, p. 106.

« Tous les chirurgiens, dit M. le professeur Verneuil (1), ont vu la grossesse évoluer sans incident notable, en dépit de blessures même très graves et malgré la coexistence d'affections chirurgicales fort sérieuses. Tous, nous avons vu ces blessures, ces affections, suivre chez la femme enceinte leur marche naturelle. Nous ne savons pas encore pourquoi les choses se passent tantôt ainsi, tantôt autrement, mais nous le constatons. Gardons-nous toutefois d'en devenir optimistes et de nous départir de cette réserve prudente qui nous commande de considérer la femme enceinte comme un *noli me tangere*, sauf les cas d'urgence extrême.»

C'est à la suite de ces quelques lignes que j'ai trouvé l'observation rapportée dans mon travail et inscrite sous le n° XIII.

L'éminent clinicien ajoute à la page 385 :

« 1° La grossesse et les affections chirurgicales, traumatiques ou autres, peuvent coïncider sans s'influencer en aucune façon.

« 2° Les affections chirurgicales, traumatiques ou autres, peuvent compromettre la grossesse de trois façons différentes : en tuant le fœtus sans porter atteinte à la santé de la mère ; en provoquant un avortement qui entraîne la mort de la mère ; en provoquant la mort de la mère avec celle du fœtus.

« 3° La grossesse, tout en continuant naturellement sa marche, peut favoriser le développement des affections chirurgicales, modifier l'évolution de certaines d'entre elles, donner à des plaies ordinaires ou à des plaies d'origine traumatiques une apparence particulière. »

(1) Verneuil. Bulletins de la Société de chirurgie, 1876, p. 386.

L'opinion de M. le professeur agrégé Guéniot (1) diffère notablement de celle de M. le professeur Verneuil.

« L'innocuité ou la nocivité du traumatisme ne sont soumises à aucune loi.

« Le traumatisme, quelle que soit sa forme et son intensité, ne nuit généralement pas à la grossesse quand il n'existe aucune disposition morbide antérieure, c'est-à-dire quand la femme est saine, l'utérus sain, l'œuf sain.

« Cette règle, toutefois, comporte trois exceptions ; ainsi le traumatisme entrave le cours de la grossesse :

« Quand il intéresse un point de la zone génitale, surtout s'il est prolongé et répété.

« Quand, quel que soit son siège, il provoque une hémorrhagie brusque et abondante.

Quand il se complique d'états inflammatoires : érisypèle, phlegmon, angioleucite.

« Lorsque la gestation est compliquée d'état pathologique antérieur : irritabilité anormale de l'utérus, maladies ou volume exagéré de l'œuf, albuminurie, le traumatisme, quelque faible qu'il soit, et quelque région qu'il affecte, détermine, le plus souvent, l'expulsion prématurée. Dans ce cas, la cause du trouble apporté dans la grossesse réside dans l'état organique ou fonctionnel anormal et non dans le traumatisme.

« En présence de l'extrême difficulté et souvent même de l'impossibilité où se trouve le chirurgien de diagnostiquer certain de ces cas morbides préexistants, il faut être très circonspect dans la pratique des opérations. »

A propos de la zone génitale, voici encore ce que dit M. le Dr Guéniot, page 416 :

(1) Guéniot. Bulletins de la Société de chirurgie, 1876.

« 1° La zone génitale paraît être limitée au conduit vulvo-utérin et à la région périnéale.

« 2° Les traumatismes qui atteignent un ou plusieurs points de cette zone peuvent être une cause essentielle d'expulsion du fœtus. »

Quant à l'effet de la grossesse sur le traumatisme, M. Guéniot conclut, page 479 :

« Le plus grand nombre des cas permet d'établir que l'état de grossesse n'aggrave généralement en rien la proportion de mortalité qui dans les conditions ordinaires est propre aux divers traumatismes.

« Comme exception à cette règle, il convient de signaler :

« *A*. Les cas dans lesquels le traumatisme intéresse soit la matrice et son contenu, soit un point quelconque de la zone génitale.

« *B*. Les cas de blessure ou de rupture des veines variqueuses des membres inférieurs.

« *C*. Enfin les traumatismes qui coïncident avec une grossesse, lorsque la complication est de celles que nous avons signalées comme prédisposant d'une façon particulière à l'avortement. »

« Un point sur lequel je suis d'accord avec M. Guéniot, dit M. le Dr Tarnier (page 521), c'est l'existence d'une zone génitale ; seulement je la vois plus étendue que celle de mon collègue. La zone, pour moi, s'étend de l'ombilic au bout des pieds (1). »

Une dernière citation et nous en aurons fini avec ce long résumé :

« Il faut, quand on le peut, dit M. le professeur Lefort, page 489, s'abstenir de toute opération pendant la gros-

(1) Tarnier. Bulletins de la Société de chirurgie, p. 521.

sesse et après l'accouchement. Les opérations, quelles qu'elles soient, sont plus dangereuses pendant la période puerpérale que pendant la gestation. L'influence de la puerpuéralité se fait sentir pendant plusieurs mois dans la zone génitale qui comprend la région mammaire.

« L'orsqu'une opération ne parait pas pouvoir être retardée indéfiniment, il vaut mieux la pratiquer pendant la grossesse que d'être exposé à devoir la pratiquer peu après l'accouchement (1) »

On nous accusera peut-être d'avoir donné un peu trop d'étendue à cette dernière partie du dernier chapitre et de nous être écarté de notre sujet en donnant un résumé succinct d'une discussion scientifique où il n'est pas question de la thoracentèse. Mais cette thoracentèse ne constitue-t-elle pas une vraie opération chirurgicale, un vrai traumatisme? Ne devions-nous pas nous rendre compte de l'opportunité de la thoracentèse, du bénéfice qu'on peut retirer de l'opération et des dangers qu'elle peut faire courir à la mère et à l'enfant?

Quant à l'opportunité, personne ne la contestera dans ces cas de dyspnée intense, d'orthopnée, dans ces cas d'épanchements considérables qui sont toujours, en temps ordinaire, un danger immédiat et constituent dans la grossesse en particulier un danger aussi pour l'enfant. La thoracenthèse n'est-elle pas, dans ces cas, une de ces opérations dont parle M. le professeur Lefort, qui ne peuvent pas être renvoyées et qui demandent à être faites plutôt pendant la période gravide qu'après l'accouchement?

Le bénéfice qu'on peut retirer de l'opération découle des trois observations que nous publions. M. le professeur

(1) Lefort. Bulletins de la Société de chirurgie, p. 489.

agrégé Dieulafoy prétend aussi avoir obtenu la guérison complète, sans récidive, d'une pleurésie à la suite d'une simple thoracentèse chez plusieurs femmes grosses (1).

Quant aux chances de l'opération, elles découlent de la discussion à la Société de chirurgie et de nos observations.

Nous ne sommes pas ici dans la zone génitale, quelle que soit l'étendue qu'on lui accorde.

Dans les cas que nous avons rapportés, la grossesse n'avait d'autre complication que la pleurésie. Mais qui nous dit qu'on pourra toujours opérer dans des conditions aussi favorables? En tous les cas nous serons prudent et nous n'opérerons que les cas urgents, confiant dans le succès si la grossesse est simple, ayant une certaine crainte si elle est compliquée.

Pour faire l'opération, nous choisirons l'appareil de M. le professeur Potain, dont le trocart a l'avantage d'exposer beaucoup moins à toucher le poumon que l'aiguille de Dieulafoy. Nous ferons la ponction dans le cinquième espace intercostal. Nous relèverons la pointe un peu vers la partie supérieure pour éviter autant que possible le diaphragme qui dans les derniers mois de la grossesse se trouve refoulé en haut.

(1) Révillon, Gazette des hôpitaux, 1878, p. 642.

OBSERVATIONS

Observation I (inédite et personnelle).

Grossesse de 7 mois. Pleurésie aiguë. Guérison. Evolution normale de la pleurésie. Marche régulière de la grossesse.

F..., Marie, âgée de 25 ans, a eu une grossesse heureuse, il y a quatre ans.

Elle a toujours joui d'une excellente santé : elle était cependant souvent sujette à des bronchites, qui duraient peu de temps.

Elle est enceinte, nous dit-elle, depuis sept mois environ, et n'a éprouvé aucun trouble sérieux.

Il y a cinq semaines, mois de février, au milieu de l'hiver rigoureux, la malade ayant commis une imprudence, était allée laver son linge dans une eau très froide, elle fut atteinte de bronchite assez sérieuse.

Il y a quinze jours elle ne toussait pas, mais elle présentait une faiblesse très marquée, qui l'avait obligée à interrompre son travail. Il y avait de l'amaigrissement, de la perte d'appétit, un malaise général.

Le 8 mars au soir, la malade fut prise d'un point de côté assez violent du côté droit, siégeant un peu au-dessous et en dehors du sein. La douleur s'irradiait vers l'épaule et dans la région sous-claviculaire.

La fièvre, l'oppression étaient vives. Il n'y eut pas de nausées, de vomissements.

Le lendemain, il y eut un mieux sensible.

Un grand vésicatoire est appliqué du côté droit. La douleur, l'oppression tendent à diminuer.

La malade entre le 15 à l'hôpital, et, le 16, on la trouve dans l'état suivant :

Elle est couchée sur le côté droit, le décubitus sur le côté gauche provoque la toux et du malaise.

Elle se plaint de maux de tête, de douleurs s'irradiant dans les muscles du cou. Ces phénomènes s'accentuent, dit-elle, dans l'après-midi et dans la soirée, et diminuent le matin. L'oppression est moins considérable que les jours précédents.

On constate une légère dilatation de la poitrine du côté droit.

Par la palpation on trouve une absence complète des vibrations thoraciques dans les 2/3 inférieurs du poumon droit en arrière, sur le côté et en avant.

A la percussion, matité absolue dans les mêmes régions.

Il existe un léger bruit skodique en avant dans la région sous-claviculaire.

A l'auscultation, on entend un bruit de souffle rude dans les deux tiers inférieurs, en arrière et sur le côté. Il disparaît en avant. Le murmure respiratoire est entièrement absent dans le 1/3 inférieur du poumon droit.

Il existe aussi à la partie moyenne de l'œgophonie qui s'accentue à mesure que l'on se rapproche du 1/3 supérieur.

Le côté gauche ne présente aucun phénomène morbide. Le sommet offre une respiration normale. La langue est chargée d'un enduit jaunâtre ; elle est humide. L'appétit n'a pas complètement disparu. Rien à noter du côté du tube digestif et du cœur.

L'utérus est gravide de sept mois. Il remonte de quatre travers du doigt au-dessus de l'ombilic. Les bruits du cœur s'entendent à gauche et au niveau de l'ombilic.

Temp. le 16 au matin. 37°,1.
— au soir.... 37°,0.

Le traitement consiste dans le régime lacté et des diurétiques.

17. Amélioration. Les douleurs ont été moins fortes. L'oppression diminue de plus en plus. Le bruit du souffle a perdu sa rudesse.

L'appétit est revenu.

La malade urine 1 litre de liquide, ne contenant ni sucre, ni albumine : 37°.

Le 18. Même état : urine, 750 gr.

Le 19. Même état : urine, 750 gr. On applique un vésicatoire sur l'épaule droite. L'oppression a diminué, les phénomènes respiratoires perçus par l'auscultation n'ont guère changé.

Le 22, le souffle a presque entièrement disparu et le murmure vésiculaire s'entend dans presque toute l'étendue du thorax du côté droit. L'œgophonie a disparu.

Les jours suivants, la malade continue à se bien porter, et elle demande sa sortie, complètement guérie. A ce moment on constate que sa grossesse continue à évoluer normalement.

Je dois à l'obligeance de mon ami M. Robert, interne distingué des hôpitaux, l'observation suivante :

Observation II.

Grossesse. Pleurésie aiguë droite. Evolution normale de la pleurésie. Pas de retentissement de l'affection thoracique sur l'utérus.

M... (Marie), âgée de 22 ans, a toujours joui d'une excellente santé. Réglée à 13 ans 1/2, elle eut, en 1877, un premier enfant (présentation par le siège). Pendant sa grossesse elle eut quelques troubles gastriques, des vomissements assez fréquents, de la dyspepsie.

En mars 1879, une nouvelle grossesse sans accident survint et l'accouchement fut suivi d'une hémorrhagie assez abondante.

Sa grossesse actuelle a été mieux supportée que les precédentes, elle n'a présenté aucun trouble gastrique, mais depuis la fin de janvier, elle éprouva une douleur thoracique assez forte du côté droit, qui dura pendant quinze jours environ.

Le 7 février, la malade fut prise de frisson, de céphalalgie, de malaise et tout travail devint impossible.

En même temps, la douleur thoracique augmentait : il y avait une dyspnée intense, une fièvre vive, et la malade fut obligée de demander son admission à l'hôpital.

Admise le 15 février dans la salle Saint-Jean, on constate l'état suivant :

Il existe de la dyspnée, une toux fréquente, sans expectoration, un point de côté persistant.

La malade est dans le décubitus dorsal.

La fièvre est assez vive.

Par la percussion et l'auscultation on constate tous les signes d'un épanchement modéré à droite, dont la quantité est évaluée à un litre.

Les vibrations thoraciques sont affaiblies à la partie moyenne et inférieure du poumon droit.

La matité est très marquée dans les 2/3 inférieurs du même côté ; il existe de la submatité à la partie moyenne.

A la partie moyenne, la respiration est faible ; plus bas, on constate du souffle, doux, profond, et de l'œgophonie caractéristique.

La température qui le 15 au soir était 37°, est à 37,6 le 16 au matin et 38,6 le 16 au soir.

Le 16, même état, la dyspnée est assez intense, la fièvre diminue.

L'épanchement ne paraît pas avoir augmenté.

La grossesse suit sa marche régulière.

Le 17. Temp : matin, 37,8 ; soir, 38,4.

Application d'un large vésicatoire.

Le 18. Amélioration.

Par la percussion et l'auscultation, on constate que l'épanchement est assez abondant et que le poumon est refoulé vers le sommet.

On constate, en effet, au sommet, du tympanisme, à la partie moyenne, un souffle doux, de l'œgophonie, la toux est soufflée, à la partie inférieure, absence complète du murmure respiratoire.

La température est presque normale, c'est ainsi que l'on note 37,4 le matin, 37,7 le soir.

Le 19, même état, la température s'élève le soir à 38,3.

Le 20, la température redevient normale.

L'épanchement est toujours très abondant.

La gêne respiratoire est assez considérable.

La grossesse suit son cours régulier.

Le 21, légère élévation de la température.

L'épanchement continue à progresser et la dyspnée est toujours intense.

La fièvre est nulle.

Le 22, on constate toujours du tympanisme au sommet du poumon droit, de l'œgophonie et du souffle à la partie moyenne, l'absence du murmure respiratoire.

La dyspnée étant très intense, on se disposait à faire la ponction, le 28, lorsque tous les troubles signalés précédemment s'amendèrent rapidement.

Le 26, la dyspnée a disparu, le tympanisme, l'œgophonie ne se perçoivent plus, on constate la faiblesse du murmure respiratoire dans les 2/3 du poumon droit.

Le 29, la matité a disparu, on perçoit à l'auscultation une légère faiblesse de la respiration du côté droit du thorax.

La malade entre franchement en convalescence et sort guérie le 7 février, sans jamais avoir présenté aucun trouble utérin.

Observation III.

Pleurésie droite au 8e mois de la grossesse. Dyspnée intense. Bronchophonie. Guérison. Accouchement normal (Fischl)

Le 18 janvier 1875, je fus appelé vers 10 heures du soir, près de la femme d'un boulanger, âgée de 41 ans, qui se trouvait au huitième mois de sa treizième grossesse. Les accouchements précédents, de même que leurs suites n'avaient présenté rien que de normal Cette personne ne se souvient d'avoir été malade auparavant : elle n'a jamais toussé. Depuis huit jours, elle se plaint de douleurs dans la moitié droite du thorax, d'abattement et d'inappétence : elle a pu vaquer à ses occupations jusqu'au soir du jour susdit : mais à ce momen survint une violente dyspnée pour laquelle je fus appelé. C'était une femme forte, très robuste. Elle avait un peu de gonflement des jugulaires, les joues et les lèvres étaient cyanosées : la respiration était difficile, extrêmement fréquente. R. 50, P. 120, T. A. 39,2.

A la percussion : A droite et en avant, matité de la sixième côte jusqu'au rebord des fausses côtes. Dans une étendue de un pouce au-dessous, sonorité tympanique. A partir de là on rencontre la zone de matité utérine, en arrière et à droite la matité commence à l'angle inférieur de l'omoplate et s'étend jusqu'à la base du thorax. A l'auscultation, inspiration et expiration bronchiques, de plus bronchophonie dans toute l'étendue de la zone de matité. Dans les autres parties du poumon le murmure vésiculaire est en partie normal, en partie indéterminé, il y a en même temps des râles. Rien à la percussion et à l'auscultation du côté du poumon gauche et du cœur. Les jours suivants, la matité s'étendit du rebord des fausses côtes à la quatrième côte, et en arrière de la base au milieu de l'omoplate, la respiration bronchique et la bronchophonie disparurent et les seuls phénomènes que je constatai toujours depuis dans l'étendue de la matité furent l indétermination ou l'absence du murmure vésiculaire. Le symptôme le plus remarquable et le plus pénible était la dyspnée, à cause de laquelle cette malade ne pouvait trouver de repos dans aucune position.

Le 30 janvier, survinrent plusieurs accès d'asthmes, dont quelques-uns présentèrent une telle intensité que je regardai la malade comme perdue. Ce jour-là, elle se plaignait durant l'accès d'un point de côté violent au voisinage du rebord des fausses côtes du côté droit : elle ne pouvait tousser, mais on entendait à distance un râle très sonore ; et la cyanose augmentait en même temps que la fréquence du pouls et de la respiration, les extrémités devenaient froides ; sa maladie prenait en un mot un aspect que j'ai observé même en dehors de la grossesse dans la pleurésie ; et parfois dans ces cas, la mort survient par exagération du collapsus et à l'improviste, même chez des individus vigoureux n'ayant pas un épanchement très abondant. Malgré ces phénomènes redoutables l'issue fut favorable. Chaque soir les symptômes s'atténuaient. Dans les premiers jours du mois de février, la fièvre, la dyspnée, les douleurs, l'insomnie et l'agitation disparurent ; l'appétit revint, la toux s'apaisa, l'expectoration devint facile et l'épanchement commença à diminuer.

Accouchement un mois plus tard, le 3 mars. Il se prolongea un peu plus que d'habitude, du reste, il ne présenta rien d'extraordinaire et les suites furent normales. J'examinai pour la dernière fois la malade vers la fin de mars, je ne trouvai plus de matité : j'entendis simplement du frottement à la base et au côté droit. Tout était régulier à part cela du coté des poumons.

Bien que cette femme tousse toujours, son état général est satisfaisant : elle vaque à ses occupations et nourrit son enfant.

Observation IV (Fischl).

Grossesse de 6 mois. Pleurésie avec épanchement modéré. Guérison.

La femme d'un commerçant, âgée de 20 ans, sans antécédents héréditaires, mère de trois enfants vivants et bien portants, avait eu quelques années auparavant des accidents dysentériformes, à part cela, elle s'était toujours bien portée. Ses trois accouchements n'avaient été accompagnés d'aucun accident. Depuis le commencement de février 1875, elle se plaignait d'un point de côté au-dessous des fausses côtes droites, de difficulté pour respirer, de frissons alternant avec une sensation de chaleur et de fatigue. Je fus appelé le 14 février : il est très probable que cette malade avait déjà reçu les soins d'un confrère.

C'était une personne assez faible. L'exploration de la poitrine donna les résultats suivants :

Cœur et poumon gauche, rien d'anormal.

A droite : matité de la troisième côte au rebord des fausses côtes. Du même côté et en arrière, la matité remonte jusqu'au milieu de l'omoplate, elle se prolonge en arrière et en bas jusqu'à la base de la poitrine. A l'auscultation, à la partie supérieure, respiration indéterminée avec quelques râles plus bas, disparition du murmure vésiculaire et des vibrations thoraciques. Il est impossible, après des recherches répétées, de découvrir un effacement des espaces intercostaux. Ventre saillant comme il est habituellement dans une grossesse de six mois.

Température de la peau, oscille entre 39 et 39,5 ; P. 100 à 116, R. 40 à 48.

Urine fébrile (augmentation de l'urée, diminution des chlorures densité augmentée, quantité diminuée, composition de l'urine normale à part cela ; expectoration assez abondante et catarrhale. Au microscope, les crachats contiennent des globules de pus, beaucoup d'épithéliums; épithéliums des parties supérieures des voies respiratoires (pavimenteux) et de la bouche au-dessus des cellules amas de granulations de pigment : pas de globules rouges.

Plus tard, l'épanchement augmenta. Au moment de l'acné il s'étendit jusqu'à la première côte en avant et en arrière jusqu'à l'épine de l'omoplate. A cette époque, respiration bronchique dans la plus grande étendue de la poitrine surtout latéralement. A la rémission de la fièvre qui commença le 8 mars environ, les phénomènes constatés à l'auscultation disparurent, et on ne les rencontra plus dans la suite. L'appétit et le sommeil revinrent, l'excrétion urinaire augmenta la toux, diminua et la malade entra en convalescence, au dernier examen fait le 8 avril il y avait encore de la matité de l'angle de l'omoplate à la base ; la fièvre qui avait présenté encore quelques exacerbations vespérales, pendant un certain temps, ne s'était pas montrée depuis plusieurs jours, la toux avait cessé ; l'état général était satisfaisant, la respiration libre : la grossesse suivit régulièrement son cours.

Observation V (Fischl).

Pleurésie au 6e mois de la grossesse. Guérison.

Une femme vigoureuse, âgée de 35 ans, qui avait déjà eu quatre enfants, vint à ma consultation au sixième mois de sa cinquième grossesse ; elle se plaignait depuis un mois d'avoir la respiration courte, de tousser et de se sentir faible, néanmoins elle avait marché volontairement à pied pendant une heure. Thorax : matité en avant et à droite de la quatrième côte au rebord des fausses côtes, en arrière la matité s'étend de l'épine de l'omoplate jusqu'en bas, à l'auscultation respiration indéterminée, et râles en haut, plus bas, murmure vésiculaire insignifiant et presque imperceptible, vibrations thoraciques diminuées ; pas de déplacement du foie, P. 100, température de la peau élevée. Il n'y avait pas de doute, il s'agissait d'un épanchement pleurétique. Malgré mon conseil, la malade revint encore deux fois à ma consultation sans que je pusse constater de changement, et je la perdis de vue. Elle revint quelques mois plus tard avec l'enfant dont elle était alors enceinte. J'appris d'elle que sa toux et sa dyspnée avaient diminué spontanément à la fin de sa grossesse et disparu. L'accouchement n'avait pas été plus difficile que les précédents, mais durant les suites, elle eu une hémorrhagie profuse. Plus tard rien d'anormal. L'enfant, qu'elle dut sevrer de bonne heure, mourut d'un catarrhe intestinal.

Observation VI (Leopold).

Pleurésie aiguë gauche pendant le 7e mois de la grossesse, sans désordre dans la gestation. Guérison.

Mme N..., âgée de 32 ans, tombe malade pendant le septième mois de sa cinquième grossesse (21 mai 1874). Elle fut prise le soir d'un violent frisson et d'un point de côté. Le jour suivant fièvre modérée. Le 23 mai, pleurésie gauche avec exsudat jusqu'au niveau de la cinquième côte. Le 26 mai, fièvre intense, 120 pouls ; 30,0 R. Les jours suivants la fièvre tombe jusqu'au 31 mai. Le 1er juin, la température est de nouveau très élevée, 32,7 R ; 112 pulsations. A partir du 2 juin tous les symptômes s'amendent graduellement, et la malade entre en convalescence.

Le 2 août, la malade accouche normalement d'une fille en bonne santé et qui vit encore aujourd'hui.

Observation VII (Leopold).

Pleurésie fibrineuse aiguë pendant le 6e mois de la grossesse, sans désordre dans la gestation. Guérison.

Une femme âgée de 28 ans, a accouché trois fois normalement. Elle tombe malade le 22 juin 1874. Douleur dans le côté droit suivi bientôt de toux, fièvre intense et forte dyspnée (54 ; 30,8 ; 120), frottement pleurétique jusqu'au niveau de la quatrième côte. La respiration est rude dans la moitié supérieure du poumon, superficielle à cause de l'acuité de la douleur. Amélioration sensible après l'application de douze sangsues. Le 27 juin, la température descend à l'état normal ; 90 pulsations, 40 respirations, les douleurs cessent bientôt. Les jours suivants le frottement pleurétique cesse, la respiration tombe à 24. La malade s'améliore, reprend très vite, et le 7 juillet, tout symptome du côté des organes thoraciques a disparu.

Pendant toute la durée de la maladie, les mouvements du fœtus étaient réguliers, l'accouchement n'est pas normal. La mère et l'enfant se portent bien.

Observation VIII (Leopold).

Pleurésie aiguë fibrino-séreuse double pendant le 6e mois de la grossesse chez une femme rachitique. Guérison lente.

Mme T..., 32 ans, a été atteinte de rachitisme étant enfant, présente une scoliose très prononcée des vertèbres dorsales, le thorax est fortement plié en bas et en avant, la moitié gauche du bassin resserrée, la cavité abdominale très petite, menstruation régulière. Enceinte pour la première fois, elle fut atteinte d'une forte bronchite à la suite d'un refroidissement, pendant le mois d'octobre. Au commencement de novembre se déclara subitement une pleurésie aiguë droite accompagnée de fortes douleurs et dyspnée intense (52). Matité très prononcée en avant depuis le rebord costal jusqu'à la quatrième côte ; en arrière jusqu'à la ligne axillaire, frottement pleurétique, respiration à peine perceptible : à la partie supérieure souffle bronchique et râles.

Douze sangsues ne produisirent qu'un soulagement passager, car les jours suivants la dyspnée prit un caractère alarmant (56), forte toux avec expectoration jaunâtre, extrémités froides, sueurs froides, cyanose très prononcée, grande faiblesse. Température 38,5, 39,0 ; pouls 100, 200

Le 10 novembre, apparition des mêmes symptômes dans la moitié gauche du thorax. Respiration très superficielle.

L'état de la malade déjà affaiblie par la grossesse était fortement par la pleurésie.

Les symptômes cédèrent cependant journellement de leur gravité à la suite d'un traitement approprié (expectorants, morphine et bonne nourriture). Les mouvements de l'enfant n'avaient subi aucune modification sensible, seulement la malade indiquait très nettement que pendant le jour qui suivait l'ingestion de la morphine, les mouvements se ralentissaient et s'arrêtaient même complètement.

La matité et le frottement commencèrent à disparaître le 20 novembre : la malade n'a plus de fièvre, mais le pouls reste encore pendant des semaines à 120. La bronchite est passée à l'état chronique, les douleurs pleurétiques réapparaissent de temps à autre. Quatre semaines plus tard la malade commence à quitter le lit pendant quelques heures chaque jour et reprend des forces. Huit semaines après (9 décembre 1875) et même le 10 février 1876, on constate encore des râles de bronchite, du frottement pleurétique à la base du thorax et une légère matité.

Les premières douleurs de l'enfantement se manifestèrent le 16 février 1876, c'est-à-dire trois semaines avant le terme, elles étaient provoquées par une toux opiniâtre. Les contractions de courte durée étaient si douloureuses et affaiblissantes que dans l'intérêt de la malade, on fut obligé d'abréger le travail en ayant recours à l'extraction. L'enfant extrait dans un état d'asphyxie profonde fut bientôt rappelé à la vie et vit encore aujourd'hui.

Pendant les huit jours suivants, la malade reprit rapidement, la fièvre diminua quoique le pouls persistât à rester à 110-120, accompagné de points de côté et de toux. Au bout d'un mois les râles et frottements avaient disparu.

Observation IX (Leopold).

Exsudat pleurétique gauche pendant le dernier mois de la grossesse chez une femme cachectique. Accouchement prématuré, provoquement de l'accouchement. Exsudat chronique. Guérison après plusieurs mois.

Femme âgée de 30 ans, petite, anémique, trois accouchements, dernière menstruation au commencement de février 1875, premiers mouvements de l'enfant à la mi-juin. Elle fut atteinte au commencement du mois d'octobre d'une pleurésie qui au début ne s'étendait pas au-delà de deux travers de doigt. Faute de soins la maladie empira tellement que le 18 octobre l'exsudat s'étendait en arrière et à gauche jusqu'à la deuxième côte : respiration nulle, murmure vésiculaire rude au niveau du sommet du poumon, souffle bronchique à la limite de la matité. Du côté droit légère matité à la base, frottement pleurétique ; pas de toux. Respiration courte et superficielle (88) ; pouls 120 : tempér. 39,2. Les battements du cœur normaux et réguliers.

Utérus incliné à droite, le fond à deux travers de doigt au-dessous du rebord costal ; légères contractions ; orifice externe de la grandeur d'un thaler (pièce de 5 francs à peu près).

Le lendemain l'état général avait empiré, dyspnée (54), anémie profonde. Cyanose de la face, sueurs froides, grande faiblesse ; constipation. La malade est sur son séant jour et nuit.

La tête de l'enfant étant déjà engagée par suite de la dilatation progressive de l'orifice du col, il était indiqué de provoquer l'accouchement à cause du danger que courait la malade. Les contractions furent provoquées par l'introduction de bougies.

On dut cesser l'emploi du forceps, avec lequel on avait essayé des tractions à cause des douleurs intolérables. Enfin après quatre heures de fortes contractions la tête parvint à se dégager de l'ouverture du bassin. Fille fortement constituée commence à vagir.

Après l'accouchement la respiration est moins gênée, la malade se repose : la fièvre et les symptômes physiques restent les mêmes jusqu'au 3 novembre. A partir du 12 novembre commence la résorption de l'exsudat, la matité est descendue jusqu'à l'angle inférieur de l'omoplate, le pouls est à 110. Le 15 décembre l'exsudat n'a plus que trois travers doigt, la partie supérieure du poumon respire librement ; les forces reviennent. Au mois de février 1876 l'exsudat est encore assez prononcé, douleurs pleurétiques de temps en temps.

En septembre 1870 l'exsudat a complètement disparu. En janvier 1877 la mère et l'enfant se portent bien.

Observation X

(Gazette des hôpitaux, 1878).

Pleurésie gauche. Épanchement considérable. Cœur refoulé à droite. Dyspnée intense. Thoracentèse. Aucune espèce de complication. Révillon.

Il s'agit d'une femme âgée de 30 ans, entrée salle Saint-Jean n° 22, le 5 juin dernier, étant alors enceinte de six mois et demi. Depuis cas qui nous occupe, une apparence d'une grande quantité de liquide. Mais ici nous avons affaire à un cas plus complexe ; nous sommes au dernier mois de la grossesse, la malade est faible, cachectique, anémiée, l'épanchement est considérable. Le sang déjà pauvre en globules rouges et partant en oxygène, rendu encore plus pauvre par le fait même de la grossesse à la dernière période, l'hématose devient insuffisante ; à cette cause d'asphyxie ajoutons la compression du poumon, la respiration superficielle et nous trouverons encore bien diminué le champ de l'hématose. Si nous tenons compte encore de la compression du liquide thoracique sur l'organe gestateur et de l'état antérieur de la malade, de la période avancée de la grossesse, nous aurons réuni, à notre avis, toutes les causes nombreuses de cet accouchement prématuré.

Il nous semble résulter de nos observations et des considérations qui précèdent que, dans le plus grand nombre des cas, la pleurésie n'apporte aucune modification à la marche de la grossesse, et, ce qui est important, dans les deux observations où elle a pu être une des causes participant à un accouchement prématuré, elle n'a été fatale ni à la mère ni à l'enfant. Elle a pu dans plusieurs observations devenir inquiétante et exiger l'intervention chirurgicale, mais elle n'a jamais été mortelle.

Quelle différence si l'on compare l'influence anodine de la pleurésie avec celle de la pneumonie. Celle-ci complique la grossesse à n'importe quelle époque de son évolution, très peu cependant dans les trois premiers mois. Aucune de nos observations, au contraire, ne se rapporte à un cas antérieur à cinq mois. Est-ce à dire qu'elle n'existe pas avant ce terme ? Non sans doute, mais encore une fois, il est probable que les cas observés avant cette époque n'ont présenté aucun intérêt. Quelle différence au point de vue du pronostic! Sur 43 cas de pneumonie gravidique relatés dans la thèse du Dr Ricau, nous remarquons que dans la moitié des cas il y a un avortement ou accouchement provoqué (1).

Si nous poussons plus loin nos investigations, nous sommes de plus en plus convaincu du peu d'importance qu'il faut relativement accorder à la pleurésie gravidique parmi les maladies aiguës qui peuvent intervenir pendant la grossesse.

En tête des statistiques nous trouvons la variole. Sur 31 cas relevés par Bourgeois et Serres, il y a eu 27 fois avortement ou accouchement prématuré. Par suite de la fièvre typhoïde, 22 fois sur 37 le produit a été expulsé (Bourgeois). La rougeole a aussi une importance considérable au point de vue de l'évolution de la grossesse. Sur 15 femmes atteintes de cette maladie, Serres a eu 8 avortements ou accouchements avant terme. Toutes les statistiques ne donnent pas cette proportion. Grisolle a recueilli 4 cas, et dans aucun la grossesse n'a été troublée.

Les statistiques sur le rhumatisme sont loin d'avoir cette importance.

La spécificité syphilitique figure parmi les causes importantes de l'avortement.

En présence de ces chiffres, on peut dire que la pleurésie mérite à peine d'être citée.

(1) Ricau. De la pneumonie dans la grossesse, 1874.

II.

Influence de la grossesse sur la pleurésie.

Cette seconde partie de notre travail nécessite l'étude de plusieurs points intéressants. Et tout d'abord nous devons nous préoccuper de savoir si l'état de gestation peut influencer de quelque manière la nature de l'épanchement.

Etant donnée une femme enceinte, bien portante d'ailleurs, qui, à un moment donné, prend une pleurésie, cette pleurésie a-t-elle, par le seul fait de la grossesse, une tendance à devenir purulente ?

La lecture de nos observations nous autorise à résoudre cette question par la négative. Mais ici il est nécessaire de faire quelques restrictions.

Tout le monde est d'accord sur ce point que l'état puerpéral, ou du moins cette partie de la période puerpérale qui commence après l'accouchement, crée pour la femme des conditions tout à fait spéciales qui, dans certains cas, pourraient faire croire à une vraie tendance à la suppuration. Cette aptitude se révèle assez souvent à l'occasion de plaies, de traumatismes. Il nous semble utile de résumer des conclusions presentées par M. le professeur Verneuil à la Société de chirurgie en 1877 : « J'avais avancé, dit l'éminent clinicien, que la femme enceinte et la femme accouchée avaient une tendance marquée à faire du pus en abondance, et j'invoquais deux observations personnelles (1). »

1° M. Verneuil cite comme première observation une

(1) Verneuil. De la tendance pyogénique pendant la grossesse et l'état puerpéral, 1877.

femme atteinte d'un phlegmon de l'aine. Il en rapporte deux autres (Nicaise et Le Dentu) constatant le retour de la suppuration pendant la période puerpérale dans deux plaies créées pendant la grossesse et qui étaient presque cicatrisées au moment de l'accouchement. Suit une observation de coxalgie datant de l'enfance, guérie depuis deux ans et réduite à l'état d'infirmité. Grossesse à 19 ans. Dès le 2e mois des douleurs apparaissent à la face interne et supérieure du membre, et finissent par rendre la marche presque impossible. On ne reconnait pas de déformation notable. L'accouchement se fait à terme et sans accidents. Six mois après l'accouchement, collection purulente. Enfin arrivent en dernier lieu plusieurs observations d'anciennes ostéo-arthrites toutes guéries, pus survenu consécutivement à l'accouchement. Il est vrai que les malades étaient scrofuleuses. « On pourrait dire, termine M. Verneuil, que la diathèse préexistante a simplement favorisé une terminaison qui n'aurait pas eu lieu chez d'autres sujets. Il ne me répugne pas d'accepter cette hypothèse, car elle conduirait à supposer que la grossesse détermine tels ou tels accidents spéciaux, suivant l'état constitutionnel des femmes enceintes. » Plusieurs auteurs ont mentionné cette tendance à la suppuration, et ils ont constaté combien elle était fréquente après l'accouchement et avec quelle rapidité le liquide pleurétique passait à la purulence, puisqu'il suffisait quelquefois de quelques heures pour que cette transformation eût lieu.

Mais il nous sera bien permis de faire observer que nous sommes ici sur un terrain bien différent de celui sur lequel nous nous sommes placé au début de notre travail. Autre chose est la femme enceinte et la femme qui vient d'accoucher, et, bien que certains auteurs fassent partir la période puerpérale du moment de la conception, il nous parait nécessaire tout au moins de scinder cette période. Si, après l'accouchement, la purulence est fréquente dans les inflammations de la plèvre, nous pouvons affirmer qu'elle est l'exception pendant la grossesse. Pas une de nos observations n'est relative à une pleurésie purulente. Dans les deux faits de M. Duguet, la ponction est venue montrer la nature séreuse ou séro-fibrineuse du liquide.

Dans tous les autres cas, nous nous contenterons de signaler la courte durée des accidents, la marche de la fièvre, le peu de retentissement sur l'état général, l'absence de l'œdème des parois thoraciques et des autres signes qui peuvent faire soupçonner, sinon affirmer la purulence de l'épanchement. Même dans notre observation IX (Léopold), l'accouchement prématuré, qui a eu lieu dans des conditions assez sévères, n'a pas paru modifier la nature de l'épanchement. Serait-ce à dire pour cela que, même après l'accouchement, la puerpéralité n'a pas d'influence sur la pleurésie? Là n'est pas notre pensée, et nous n'avons pas à nous occuper de cette question. Nous savons d'ailleurs que, pendant la fièvre puerpérale, de n'importe quelle provenance, la pleurésie tend à devenir purulente.

Nous nous croyons, d'après nos observations, en mesure d'établir un premier point, à savoir que la pleurésie qui survient dans le cours de la grossesse n'a aucune tendance à devenir purulente.

Relativement à la durée, la pleurésie gravidique nous a paru présenter, dans un certain nombre de cas, des particularités intéressantes. Nous faisons abstraction du fait cité par Léopold (obs. VIII), dans lequel la pleurésie n'était pas encore complètement disparue après une durée de deux mois, mais ce cas était complexe. Il s'agissait d'une femme rachitique, qui prit une pleurésie *double*. La malade avait toussé antérieurement; dans sa poitrine, en même temps que les signes de l'épanchement, on trouvait des râles nombreux, et il est dit dans l'observation, que « la bronchite était passée à l'état chronique. » Ne pourrait-on pas voir dans cette toux persistante, rapprochée du fait de la pleurésie « double », une raison suffisante pour penser à la tuberculose, et, dès lors, la longue durée de la maladie ne serait-elle pas naturellement expliquée? Dans l'observation IX également, l'épanchement a été très long à se résorber et a présenté des intermittences. Les autres cas de pleurésie gravidique que nous consignons à la fin de notre travail nous paraissent remarquables par l'évolution rapide et la courte durée de la maladie. C'est à ce point qu'on se prendrait à suspecter la justesse du diagnostic pour quelques-uns de ces faits, si la précision des détails cliniques n'était pas de nature à enlever tous les doutes. Dans deux observations de Léopold, la pleurésie s'est terminée une fois au bout de onze jours (obs. VI), une autre fois après quinze jours (obs. VII); il est vrai que dans ce dernier cas on n'eut affaire qu'à une pleurésie sèche, qui ne donna lieu, pour tout signe physique, qu'à du frottement pleurétique.

Mais dans l'observation qui nous est personnelle, dont les détails ont été contrôlés chaque jour par M. le Dr Duguet et qui, par cela même, se trouve au-dessus de toute contestation, nous voyons que toute la maladie a évolué dans l'espace d'une quinzaine de jours. Et cependant l'épanchement atteignit à un moment donné des proportions notables. Si l'on rapproche ce fait des pleuresies communes, on ne pourra pas ne pas être frappé de la différence. Il est rare, en effet, de voir une pleurésie aiguë survenant chez un homme d'une santé irréprochable durer moins d'un mois ou cinq semaines. La grossesse a-t-elle été pour quelque chose chez notre malade dans la rapidité avec laquelle l'inflammation a cédé ? Nous n'oserions l'affirmer et nous nous contentons d'enregistrer le fait.

D'ailleurs nos autres observations se rapprochent davantage des conditions ordinaires, et montrent que la durée moyenne de la maladie a été de vingt-cinq à vingt-huit jours. Mais, et c'est un point qu'il nous semble important de faire ressortir, la résorption complète de l'épanchement ne s'est fait attendre au delà du 35e jour, que dans les observations VIII et IX.

Si maintenant nous reprenons nos observations pour faire ressortir les différences symptomatiques qui pourraient exister entre la pleurésie gravidique et la pleurésie commune, nous voyons, sans en être surpris, que ces différences sont minimes. C'est le même mode d'invasion, par un point de côté plus ou moins intense et plus ou moins persistant, la même toux sèche, quinteuse, fatigante, se montrant avec une assez grande fréquence dans les premiers jours, pour diminuer ensuite, et disparaître presque complètement vers la fin de la maladie. La fièvre ne nous a paru ni plus intense, ni plus prolongée que dans les cas ordinaires; dans une seule observation (obs. III) nous voyons que le thermomètre s'est élevé jusqu'à 40°,2, et il faut convenir que ce chiffre thermique s'observe rarement dans la pleurésie aiguë ; mais ici encore nous croyons qu'il s'agit d'un cas complexe, malgré la simplicité apparente du diagnostic, dont nous laissons à l'auteur toute la responsabilité.

Cependant il est un symptôme fonctionnel qui, par son exagération à peu près constante, mérite d'attirer un instant notre attention, c'est la dyspnée. Sans revenir sur l'observation III, et sur l'observation VIII, auxquelles nous avons déjà fait allusion, et qui pourraient prêter à la discussion, il est certain que dans presque tous les autres cas les troubles respiratoires ont été plus marqués qu'ils ne le sont d'habitude, en dehors de la grossesse, et, disons-le tout de suite, il n'y a rien là qui puisse nous surprendre : ce n'est pas impunément que la cavité abdominale se laisse distendre par l'utérus chargé du produit de la conception ; dans les derniers mois de la grossesse, alors que le foie et la rate sont refoulés vers la région thoracique, ce qui diminue d'autant l'ampliation des poumons, alors que le jeu du diaphragme est devenu à peu près impossible, la dyspnée est un phénomène des plus communs. Que, dans ces conditions, un épanchement pleurétique vienne à se développer, cette dyspnée s'accroît dans des proportions d'autant plus considérables que la grossesse est plus avancée ; et il faut noter que, dans ces conditions, la compression directe du poumon par le liquide est puissamment aidée par ces deux autres causes de dyspnée qui se trouvent réunies dans la pleurésie aiguë, à savoir : la fièvre et le point de côté. Nous ne croyons pas utile d'insister davantage sur ces considérations qui nous ont déjà occupé dans la première partie de ce chapitre.

Pour ce qui est des signes physiques de la pleurésie, il semble au premier abord qu'ils doivent être un peu modifiés par la coïncidence de la grossesse, et ils le sont peu en réalité ; mais il est une particularité qui nous avait frappé chez notre malade, et que nous avons retrouvée dans quelques observations ; c'est ce qui nous engage à la signaler ici, ne fût-ce que pour attirer l'attention sur ce fait, qui, sans avoir une grande importance, ne manque cependant pas d'un certain intérêt.

Il est rare que l'on observe dans ces pleurésies le souffle doux, voilé, expiratif, et l'œgophonie, même quand on a affaire à des épanchements moyens, c'est-à dire dans les conditions où l'on retrouve le plus habituellement ces signes. Dans le plus grand nombre des cas que nous avons réunis, il est question de souffle rude, de souffle tubaire, d'inspiration et d'expiration bronchique, etc., et en même temps, l'auscultation de la voix donnera de la bronchophonie ou de la broncho-œgophonie. A quoi tiennent ces différences? Nous savons bien que, pour la plupart des auteurs, les moindres variations de la quantité du liquide épanché sont susceptibles d'entraîner des changements dans la nature des bruits morbides; mais ici ne pourrait-on pas faire intervenir un autre élément, et faire jouer un rôle à la légère congestion pulmonaire qui s'observe si souvent chez la femme enceinte? C'est là une question que nous posons sans la résoudre; toutefois, nous ferons remarquer que l'existence de râles plus ou moins abondants que l'on a observés dans quelques-unes de nos observations peut donner un certain poids à cette façon d'interpréter les choses.

Nous croyons pouvoir conclure des considérations énoncées dans cette partie du second chapitre que l'état de gestation n'a pas d'influence sur la nature de la pleurésie, que celle-ci n'a pas de tendance à devenir purulente. Sauf la dyspnée, qui paraît être plus considérable, la pleurésie gravidique ne diffère pas sensiblement de la pleurésie commune quant aux symptômes fonctionnels. Ce qui paraît différer un peu dans les signes physiques, c'est le souffle, qui est rude dans la pleurésie gravidique. Celle-ci s'accompagne souvent aussi de bronchophonie.

Nous terminerons ce chapitre en empruntant quelques lignes à la thèse de M. le Dr Raymond. Ces lignes seront notre conclusion. La pleurésie, au dire de Léopold, qui fournit dans son mémoire cinq observations personnelles et rappelle trois faits de Fischl, la pleurésie au cours de la grossesse a une issue favorable; et, d'un autre côté, l'évolution de la grossesse n'est pas sensiblement modifiée par la maladie intercurrente.

Ce qu'il importe de noter, c'est que, dans aucun des cas, la pleurésie n'a été purulente, que rien dans l'évolution ne paraît avoir été modifié.

La pleurésie développée seule, sans bronchite concomitante particulièrement intense, serait donc sans action sur sur la grossesse et, de même, la grossesse sans action la pleurésie (1).

CHAPITRE III.

TRAITEMENT.

Cette question, avons-nous dit à l'article Division du sujet, comprendra deux paragraphes. Le premier traitera de la pleurésie gravidique ordinaire, c'est-à-dire sans ou

(1) **Raymond. De la puerpéralité. Thèse présentée au concours d'agrégation. Paris, 1880.**

avec épanchement à marche régulière et en dehors de ces symptômes graves, orthopnée, asphyxie, qui demanderont une intervention chirurgicale.

1° *Pleurésie gravidique à marche ordinaire.* — Au début de la pleurésie ordinaire, le traitement antiphlogistique est de rigueur. Il sera proportionné, dit Grisolle, à l'étendue de la maladie et à l'intensité de la fièvre (1). Les auteurs ne sont pas d'accord sur les moyens à employer. Les uns sont partisans des saignées générales uniques ou répétées selon la force du sujet; les autres, proscrivant la saignée générale, recommandent les saignées locales, sangsues ou ventouses.

Que faut-il penser de ce traitement dans la pleurésie gravidique ?

La saignée, après avoir été en grand honneur dans la thérapeutique de la grossesse physiologique, est aujourd'hui tombée en désuétude. Du temps de Mauriceau, certaines femmes subissaient, dans le cours d'une même grossesse, 20, 30 et même 50 émissions sanguines. On est tombé aujourd'hui dans l'excès contraire, si nous pouvons nous exprimer ainsi. Dans les grandes villes, où le tempérament se rapproche beaucoup plus de l'anémie que de la pléthore, cet usage est complètement tombé. On trouve encore dans les campagnes des femmes enceintes qui, dans les derniers mois de la grossesse, viennent demander au médecin de les saigner.

L'usage de la saignée dans la pathologie de la grossesse est conseillé par un grand nombre de maîtres. Velpeau (2)

(1) Grisolle. Pathologie interne, t. I, 9e édit., p. 433.
(2) Velpeau. Traité d'accouch., t. I.

et Désormeaux (1) disent qu'on peut avoir recours à la saignée si les circonstances le réclament. M. Depaul est partisan de la saignée dans la pneumonie aiguë des femmes enceintes. Grisolle la recommande également dans la même affection. Peter la recommande au début des congestions dans les parenchymes, du fait de la grossesse, et il cite des observations de M. le professeur Hardy, très probantes en faveur de ce moyen de traitement (2).

Sans qu'elle s'impose à nous comme dans la pneumonie gravidique, nous pourrons retirer quelque avantage de la saignée générale qui surviendra chez une femme forte et vigoureuse, jusque-là bien portante, et que nous aurons en même temps un pouls fréquent et fort, une température élevée et une dyspnée intense. Nous pourrons voir la douleur et la fièvre s'amender, et la respiration deviendra plus facile. Mais elle sera contre-indiquée si la femme est anémique et débile, et dans le cas où les phénomènes du début ne seront pas très considérables. Généralement, nous nous contenterons d'applications de ventouses sur le point douloureux pour combattre la douleur et la dyspnée. Nous donnerons en même temps des opiacés, sans cependant insister sur leur emploi qui, par trop prolongé, pourrait être nuisible à l'évolution régulière de la grossesse. Nous pourrions remplacer l'opium par la digitale, mais à faibles doses, surtout si les battements du cœur étaient faibles et que celui-ci se trouvât refoulé par l'épanchement. Ce médicament donné à des doses de 10 à 20 centigrammes, soit en infusion, soit en macération, produira un double effet :

(1) Désormeaux. Dict. en 30 vol., art. Avortement, t. IV.

(2) Raymond. De la puerpéralité. Thèse présentée au concours pour l'agrégation. Paris, 1880.

le ralentissement du pouls et l'abaissement de la température d'abord, puis il agira comme diurétique.

Vésicatoires. — Quand la fièvre sera tombée, il sera nécessaire de poser de larges vésicatoires sur le point où existe la matité. Mais il nous paraît utile d'examiner les urines et de rechercher par leurs indications quel est l'état des reins. Si les urines contenaient un excès d'albumine, il serait prudent de saupoudrer les vésicatoires de camphre pour éviter l'effet de la cantharidine sur des reins qui ont dans la grossesse, surtout dans les derniers mois, une tendance à devenir malades.

Diurétiques. — C'est aussi après les phénomènes du début que l'on emploiera les diurétiques. En activant la sécrétion urinaire, les diurétiques favorisent la résorption des liquides contenus dans les divers organes. Nous choisirons le chiendent ou la digitale; mais cette dernière sera administrée à faible dose (10 à 15 centigrammes au début). Il sera utile d'examiner au préalable l'état des urines. Si celles-ci contenaient de l'albumine, il faudrait s'abstenir de diurétiques qui seraient au moins inutiles, sinon nuisibles. On donnerait alors à boire du lait. Mais, disons-le en passant, il est rare de trouver cette modification des urines dans la pleurésie, même gravide, et nous n'en recommandons l'examen que pour précaution.

Purgatifs. — La thérapeutique de la grossesse physiologique et la thérapeutique de la pathologie de la grossesse doivent tendre au fonctionnement régulier des organes de la digestion.

« Beaucoup d'auteurs s'opposent complètement à l'usage

des purgatifs ; d'autres les emploient systématiquement ; mais, à mon sens, ni les uns, ni les autres ne sont dans le vrai : il faut éviter de tomber dans les extrêmes. Les entrailles doivent être libres et régulières dans leurs fonctions. S'il y a de la constipation, on aura recours à des laxatifs et les plus doux seront les meilleurs. Au besoin, une dose d'huile de ricin ou de petites doses répétées de sené, ou encore des purgatifs salins en petite quantité suffisent pour atteindre le but. La patiente pourra user de lavements à l'eau tiède, avec ou sans addition d'huile de ricin » (1).

Il faut être réservé dans l'emploi des purgatifs dans la grossesse.

« L'emploi de certains agents thérapeutiques doit être rangé parmi les causes occasionnelles de l'avortement. Les évacuations sanguines, générales ou locales, employées sans ménagement, les vomitifs ou les purgatifs drastiques sont d'un usage dangereux (2). »

Nous nous rangeons complètement à l'opinion du célèbre médecin anglais. Nous croyons qu'on devra au début s'adresser aux purgatifs doux, huile de ricin, séné, 12 à 15 gr. en infusion, puis au purgatifs salins, à faible dose, avant de s'adresser aux purgatifs drastiques qu'on n'emploiera que lorsque les premiers moyens que nous conseillons, aidés de lavements doux ou purgatifs, auront été impuissants à vaincre une constipation opiniâtre et dont il faut cependant triompher, cette constipation étant très nuisible à l'évolution de la grossesse et étant, par elle-même, une complication de l'état gravide.

(1) Churchill. Maladies des femmes, traduit par Leblond.

(2) C. Devilliers. Dictionnaire de médecine et de chirurgie pratiques, art. Avort., p. 206.

Regime.— La diète est de rigueur au début de la pleurésie commune franche. Mais dans la pleurésie gravide nous croyons qu'il ne faut pas perdre de vue l'état physiologique de la femme enceinte : « Ce qui domine chez elle, c'est la surabondance de vie, non pas de vie active, mais de vie passive. Il y a, qu'on nous passe l'expression, pléthore vitale avec faible dépense personnelle, le fœtus se chargeant de cette dépense dont la mère fait les frais. (1). » Nous devons, devant cette double dépense, veiller à ce que la nature ne manque pas de matériaux. Au lieu donc de soumettre la femme enceinte, qui prendra une pleurésie, à une diète sévère, nous la soumettrons, au début, à une diète relative, c'est-à-dire que nous lui donnerons des bouillons, des potages, des toniques, et aussitôt que son état inflammatoire sera un peu calmé, nous reviendrons à un régime plus riche en éléments de combustion ; nous la nourrirons, non pas en raison de son appétit, mais en raison de l'exigence de son état physiologique.

2° L'épanchement est supposé considérable, la dyspnée est intense et la malade est menacée d'asphyxie, ou bien le liquide au lieu de se résorber reste stationnaire et paraît devoir s'éterniser dans la plèvre ; à quel moyen aurons-nous recours pour guérir notre malade ?

Que ferions-nous si la pleurésie était commune ?

« Il arrive quelquefois que l'épanchement, par son abondance, par la gêne qu'il apporte aux fonctions de la circulation et de l'hématose, menace de se terminer d'une manière funeste ; il ne faut pas hésiter alors à pratiquer la thoracentèse (2). »

(1) Raymond. Loc. cit.
(2) Grisolle. Pathologie interne, t. I, 9e édit., p. 433.

« Quand l'épanchement demeure stationnaire ou que la diminution en est si lente qu'on a lieu de craindre la détérioration organique et le marasme, il faut donner issue au liquide, soit par la ponction ordinaire, soit par les ponctions capillaires : c'est là pour la thoracentèse une première et formelle indication. En voici une seconde sur laquelle j'appelle expressément l'attention : à un moment quelconque de la pleurésie aiguë, la ponction de la poitrine doit être faite si le malade est menacé de suffocation par le fait de l'abondance du liquide (1). »

« Etant donnée une pleurésie aiguë, dit M. le professeur Peter (2), avec épanchement, abondant (occupant presque toute la cavité pleurale), dans ce cas, seulement, renoncer immédiatement à toute tentative médicale et pratiquer d'urgence, malgré la fièvre, la ponction de la poitrine (mais quelquefois dans ce cas le liquide se reproduit si l'on n'a pas soin de traiter l'inflammation). »

Voilà les indications des auteurs pour la pleurésie commune; mais nous traitons ici de la pleurésie de la grossesse, et la thoracentèse, dans ce cas, ne constitue-t-elle pas une opération chirurgicale, un traumatisme ? Or, les opérations chirurgicales, les traumatismes, n'ont-ils pas une influence fâcheuse sur la grossesse et ne subissent-ils pas eux-mêmes par le fait de la gravidité une certaine modification ?

Cette double question a été longuement agitée à la Société de chirurgie, en 1876. Elle a été l'occasion d'une discussion qui a occupé plusieurs séances et à laquelle ont pris part des chirurgiens éminents et des accoucheurs distingués.

(1) Jaccoud. Pathologie interne, t. II, p. 158.
(2) Peter. Clinique médicale, t. I.

trois jours elle se plaignait d'un grand malaise, d'un état de faiblesse qui ne lui permettait aucun travail ; elle éprouvait de petits frissons irréguliers et un peu d'oppression. Pourtant on ne trouvait rien encore du côté du poumon, et du côté du cœur on entendait seulement, vers la pointe, un léger souffle systolique, signe d'une insuffisance mitrale déjà ancienne. Comme commémoratifs, la malade n'accusait que des coliques hépatiques et des jaunisses assez fréquentes. Il n'y avait pas d'embarras gastrique, pas de dyspnée, de gêne ni d'angoisse précordiale. La poitrine était un peu rétrécie et déprimée du côté gauche, ce qui tenait à une scoliose congénitale ou à peu près. L'utérus avait pris le développement normal, correspondant à la date indiquée de l'imprégnation, et il remontait jusqu'à l'ombilic.

Deux jours plus tard l'état général était resté le même ; la malade n'éprouvait aucune douleur vive sur aucun point de la poitrine, mais une certaine gêne, un peu de malaise vers la base du poumon gauche ; et en effet, à gauche, en arrière, avec une grande attention, on découvrit un peu de matité, quelques frottements, un peu de diminution du bruit respiratoire.

C'était le commencement d'une pleurésie qui se développa rapidement malgré l'application immédiate d'une large vésicatoire.

Nous ne suivrons pas jour par jour l'histoire de cette malade. Qu'il nous suffise de dire que le 13 juin, moins de huit jours après le début de la pleurésie, l'épanchement s'élevait en arrière jusque vers l'épine de l'omoplate, en avant jusque sous la clavicule, que le cœur était refoulé à droite de telle sorte que la pointe battait presque sous le sternum, que la dyspnée était très forte ; l'amplitude des mouvements respiratoires étant diminuée par le développement de l'utérus gravide qui mettait obstacle à l'abaissement du diaphragme, et le poumon gauche étant le siège d'une congestion, caractérisée par des râles fins et qui, l'empêchant de s'affaisser, forçait le liquide à s'étaler en nappe. M. Duguet jugea que la thoracentèse devenait indispensable. Il la pratiqua séance tenante avec l'appareil de Potain et il retira un peu plus d'un litre d'un liquide vert foncé, d'une couleur semblable à celle de l'absinthe et qui était très riche en fibrine. Ainsi qu'il faut toujours le faire, quel que soit l'appareil que l'on mette en usage, M. Duguet s'arrêta avant que la plèvre ne fût complètement vidée. Il resta donc en bas un peu de matité, un peu d'affaiblissement du bruit respiratoire ; partout ailleurs, en avant, latéralement, en arrière, la sonorité était revenue et la respiration s'entendait sous l'oreille.

Il n'y avait pas eu de quinte de toux, la malade se sentait très soulagée ; on lui prescrivit une potion de Todd. Tout allait bien, le reste du liquide semblait se résorber avec rapidité, lorsque, le 16, la malade se leva et prit froid. La matité reprit alors pendant trois jours une marche ascendante, mais l'épanchement, étalé en nappe, était cette fois bien supporté. A partir du 22 juin, jour où l'on plaça un vésicatoire, alors qu'il était déjà stationnaire, il recommença à diminuer et dès lors l'amélioration fut progressive et interrompue.

Il ne reste plus aujourd'hui, depuis plusieurs jours déjà, que quelques râles fins de congestion, à la base, surtout en arrière.

La grossesse poursuit son cours de la façon la plus normale.

Ce fait n'est pas le seul de ce genre qu'ait observé M. Duguet.

Observation XI.

Déjà, en 1875, remplaçant Axenfeld à l'hôpital Beaujon, il eut l'occasion, de pratiquer la thoracentèse sur une femme, âgée de 38 ans environ, enceinte de six mois et demi, atteinte d'un épanchement considérable du côté gauche, refoulant le cœur à droite, et qui guérit très bien sans récidive, à la suite de cette seule ponction.

Observation XII.

(Gazette des hôpitaux, 1842.) (M. Monneret.)

Pleurésie gauche. Epanchement moyen. Souffle tubaire. Aucun soupçon de pneumonie.

Rives, cuisinière, âgée de 21 ans, enceinte de cinq mois, a ressenti, le 9 septembre, une douleur au côté gauche de la poitrine. Elle a expectoré pendant trois jours des crachats teints de sang. Au moment de son admission elle avait été saignée de quatre palettes. Le premier jour où elle fut examinée, la respiration était faible dans toute la partie antérieure gauche. En arrière, du même côté, la matité propre à l'épanchement remontait jusqu'un peu au-dessus de l'angle de l'omoplate. Dans tout le long de la base de cet os, un souffle tubaire intense et de l'égophonie dans la même étendue. La respiration était puérile à droite : pouls à 92 ; respiration à 40 ; langue naturelle, humide, crachats peu abondants, muqueux, sans sérosité. Saignée de trois palettes ; ventouses scarifiées : diète.

Nous passons sous silence l'état présenté par la malade les jours suivants, jusqu'au 22, parce que les symptômes sont restés exactement les mêmes. La toux, l'expectoration ont seules disparu.

Le 22, le pouls est à 108. Le souffle bronchique est un peu éloigné de l'oreille, moins intense, et l'on constate la broncho-égophonie ; le pouls présente quelques intermittences.

Le 24, le souffle et l'égophonie ne s'entendent qu'en dedans de l'omoplate.

Il en est encore de même le 30.

Le 3 septembre, le souffle tubaire est lointain, et n'est plus à vrai dire qu'un bruit d'expiration. Une égophonie fine s'entend encore.

Le 8, tous ces signes ont entièrement disparu, et le 12, à la sortie, la respiration, bien qu'affaiblie, atteste la disparition de l'épanchement.

Observation XIII.

Pleurésie franche Epanchement considérable du côté gauche.
Thoracentèse ayant donné un très bon résultat.

Cette observation appartient au docteur Vendrand et a été citée par M. le professeur Verneuil à la Société de chirurgie en 1876.

Une femme de la campagne, vigoureuse, bien constituée et jouissant d'une santé excellente, fut prise au septième mois de la grossesse d'une pleurésie franche *à frigore*. L'épanchement siégeant à gauche remplissait toute la plèvre et gênait notablement la respiration. La thoracentèse fut pratiquée et donna issue à une grande quantité de liquide citrin. Le soulagement obtenu et les dangers de la suffocation écartés, on acheva la cure par les vésicatoires.

Deux mois plus tard, au terme naturel de la grossesse, la malade, d'ailleurs rétablie, accoucha d'un bel enfant.

CONCLUSIONS.

De l'ensemble de notre travail nous croyons pouvoir tirer les conclusions suivantes:

1° La pleurésie est relativement rare pendant la grossesse.

2° La pleurésie n'a aucune influence défavorable sur l'évolution de la grossesse, quand il n'y a pas d'ailleurs d'autre affection concomitante.

3° L'état de gestation n'a aucune influence défavorable sur la nature de la pleurésie, et en particulier, celle-ci n'a pas de tendance à devenir purulente.

4° Les symptômes fonctionnels de la pleurésie gravidique ne diffèrent pas de ceux de la pleurésie commune, sauf la dyspnée qui est ordinairement plus considérable.

5° Les signes physiques sont identiques dans les deux cas; assez souvent cependant le souffle est plus rude que de coutume dans la pleurésie gravidique, et on observe en même temps de la bronchophonie.

6° L'état de gestation ne crée pas d'indication thérapeutique spéciale; mais en revanche il fait naître quelques contre-indications.

A. Ne pas abuser de la médication purgative.

B. Ne pas imposer une diète sévère.

C. Dans les cas d'albuminerie, se méfier de la médication diurétique et s'en tenir au régime lacté.

Dans les mêmes conditions, proscrire l'usage des vésicatoires.

7° La thoracentèse, pratiquée dans l'état de gestation, n'est suivie d'aucun accident fâcheux. On ne craindra donc pas de l'employer quand elle sera suffisamment indiquée.

Paris. — A. PARENT, imp de la Faculté de Médecine, r. M.-le-Prince, 29-31.

www.ingramcontent.com/pod-product-compliance
Lightning Source LLC
LaVergne TN
LVHW012003160826
845678LV00002B/678

* 9 7 8 2 3 2 9 6 7 4 4 9 0 *